AF314609

ANATOMIE

DESCRIPTIVE

DES FORMES DU CHEVAL

ANATOMIE

DESCRIPTIVE

DES FORMES DU CHEVAL

A L'USAGE

des Artistes Peintres, Sculpteurs, Graveurs
Élèves et Amateurs

AUGMENTÉE DE FIGURES EXPLICATIVES

Par Auguste RIO

Ex-chirurgien de Marine.

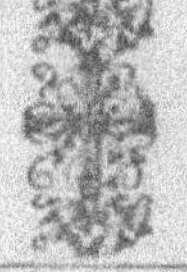

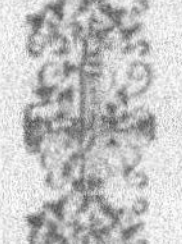

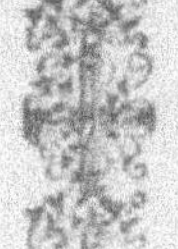

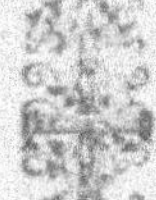

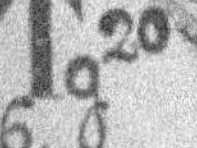

PARIS, LE BAILLY, ÉDITEUR

LIBRAIRIE ARTISTIQUE

6, RUE CARDINALE, PRÈS SAINT-GERMAIN-DES-PRÉS

Ostéologie

Allures

Aplombs

Vertèbres

Membres antérieurs

Myologie

Proportions

Muscles

Jumeaux

Membres postérieurs

ANATOMIE

DESCRIPTIVE

DES FORMES DU CHEVAL

A L'USAGE

DES ARTISTES PEINTRES, SCULPTEURS, GRAVEURS
ÉLÈVES ET AMATEURS

AUGMENTÉE DE FIGURES EXPLICATIVES

Reproduisant complètement

LE SYSTÈME OSTÉOLOGIQUE

ET LE SYSTÈME MYOLOGIQUE

PAR

Auguste RIO

Ex-chirurgien de marine

PARIS, LE BAILLY, ÉDITEUR

LIBRAIRIE ARTISTIQUE

6, RUE CARDINALE, PRÈS SAINT-GERMAIN-DES-PRÈS.

AVANT-PROPOS

L'étude à laquelle nous nous livrons sur l'anatomie des
formes extérieures du cheval est le corollaire indispensable de l'*Anatomie descriptive des formes humaines* au
point de vue artistique. Encouragé par quelques-uns de
nos amis et par le succès si légitime qui a répondu à
l'édition précédente de cette Anatomie, nous avons cru
qu'il était de notre devoir, en présence de l'accueil fait
par les artistes à l'ouvrage de M. Péquégnot, de suivre la
route qui nous avait été tracée par notre devancier : aussi,
de même que l'*Anatomie descriptive des formes humaines*
qui l'a précédée, notre étude n'a nullement la prétention
d'être un Traité d'hippologie, mais a seulement pour but la
description des formes extérieures du cheval et les connaissances anatomiques nécessaires à tous ceux qui s'oc-
cupent d'art.

S'il était au point de vue artistique une étude anatomique qu'il fallût entreprendre après celle de l'homme,
n'était-ce pas celle du cheval qui, de tous temps, a partagé ses travaux, ses dangers et ses affections, à un tel
point que l'immortel Buffon a pu dire : « La plus noble
conquête que l'homme ait jamais faite est celle de ce
fougueux animal, qui partage avec lui les fatigues de la
guerre et la gloire des combats? » D'ailleurs, les services
que cet intelligent animal nous rend dans les batailles, dans
l'agriculture, dans nos plaisirs, sont si incalculables, qu'il
ne faut pas s'étonner que, comme l'homme, le cheval ait
son histoire.

Sans remonter aux coursiers qu'a chantés Homère ou qu'ont illustrés les victoires du cirque sous les empereurs romains, avons-nous besoin de rappeler que le cheval a été célébré par les romans de chevalerie, par les chants des poètes et les récits des troubadours, et que l'époque la plus glorieuse de son histoire est certainement celle où les guerriers les plus nobles et les plus vaillants s'honoraient du nom de *chevaliers*. Le cheval est d'ailleurs celui de tous les animaux qui, avec une grande taille, présente les proportions les plus harmonieuses. L'élégance de sa tête et la manière dont il la porte, la forme de son encolure lui donnent un air de légèreté et de grâce parfaite. Toutes ces qualités réunies et sa fidélité remarquable devaient exiger pour lui une étude anatomique à part au point de vue artistique.

« L'homme, a-t-on dit quelquefois, se complète par le cheval. » Ce dernier n'est-il pas attaché au premier par tous ses instincts et par tous ses besoins? Et si de nos jours le génie de l'homme a su trouver dans la vapeur un moyen plus prompt pour répondre à sa légitime impatience, le cheval ne reste-t-il pas dans certains cas son plus sûr et son plus utile auxiliaire?

Nous venons d'exposer les causes multiples qui militaient en faveur de l'anatomie artistique du cheval; qu'il nous soit maintenant permis de dire que s'il y a une nécessité qui s'impose à l'artiste véritablement soucieux de son art, c'est la connaissance anatomique des formes extérieures de son sujet. Pourquoi ne pas étudier aussi bien les mouvements des animaux que ceux de l'espèce humaine, non pas dans l'atelier, ce qui offrirait sans doute une grande difficulté, un animal si obéissant qu'il soit ne se prêtant pas toujours docilement à la volonté de l'artiste, mais en se rendant un compte exact des lois qui les régissent, c'est-à-dire en possédant d'une façon parfaite la connaissance anatomique de leurs formes extérieures et de leurs attitudes naturelles?

De nos jours, où le progrès dans toutes les sciences, dans tous les arts, va sans cesse croissant, où la masse du public devient de plus en plus éclairée, il ne faut plus se contenter de suivre la vieille routine d'autrefois, routine qui consistait à reproduire assez souvent un animal suivant le caprice de l'imagination et sans se préoccuper en quoi que ce soit des moindres connaissances anatomiques. N'est-on pas en droit maintenant d'exiger une étude assez sérieuse de ce qu'on vous présente et de ne pas se contenter d'animaux inventés de toutes pièces? L'exactitude doit être pour l'artiste la première qualité de sa composition, et l'exécution matérielle doit avoir pour premier guide la connaissance intime du sujet.

L'artiste doit donc avoir des notions exactes sur l'anatomie, être rompu aux contours des formes et en connaître parfaitement les détails. Pour que les contours et les détails soient exacts, il lui faut connaître la place des os, leurs rapports entre eux, la position des muscles, leur direction ainsi que leurs différentes insertions.

Le modèle que l'on a sous les yeux ne représente que rarement l'idéal qu'on s'était créé, et l'absence de modèle, si l'on ne possède pas anatomiquement son sujet, rend souvent l'imagination folle et vagabonde. Pour que l'art embellisse la nature, il faut que l'artiste possède toutes les connaissances nécessaires pour rendre en beauté à son sujet ce que le modèle peut présenter de défectueux. Après avoir mûri sa composition, il devra la traduire fidèlement, pratiquement, tout en idéalisant son sujet, mais en allant toujours de la forme à l'idée. Aujourd'hui que l'anatomie des animaux, au lieu d'être, comme autrefois, en quelque sorte dédaignée et le partage presque exclusif de gens grossiers et ignorants, est devenue un objet d'intérêt particulier, elle doit être pour l'artiste la pierre fondamentale sur laquelle doivent s'appuyer ses connaissances en fait d'art. Le vrai doit toujours être pour lui la conséquence de l'étude approfondie du modèle vivant.

ANATOMIE

DISPOSITIONS GÉNÉRALES

Le genre *Cheval*, qui forme un seul genre à part parmi les *Solipèdes*, constitue un groupe naturel dont la caractéristique essentielle est un *seul doigt apparent* avec un sabot demi-circulaire à chaque pied.

Ses autres principaux caractères sont 40 dents, dont 12 incisives, 4 canines et 24 molaires ; les yeux grands et latéraux ; les oreilles mobiles, pointues et disposées en forme de cornet ; jambes hautes, terminées, comme nous venons de le dire, par un sabot, ayant de chaque côté du métacarpe et du métatarse, ou des *canons*, des stylets osseux représentant des doigts latéraux. La queue est médiocrement longue, tantôt garnie de longs crins dans toute son étendue, tantôt terminée seulement par une petite touffe de poils.

De même que dans l'*Anatomie des formes humaines*, éliminant de notre sujet les connaissances qui ne pourraient offrir aucun intérêt à l'artiste, nous ne ferons rentrer dans notre cadre descriptif que deux parties de l'anatomie : l'Ostéologie et la Myologie. L'étude de ces deux parties ne comprendra que les os et les muscles qui donnent au corps de l'animal ses formes extérieures : cette division, si peu scientifique qu'elle soit, a pour but d'écarter de notre sujet des descriptions qui ne serviraient qu'à amener une aridité et une confusion plus grandes dans un sujet déjà assez aride par lui-même ; mais elle aura du moins un avantage très grand en nous permettant de nous étendre plus longuement sur les connaissances anatomiques indispensables à l'artiste.

Dans une troisième partie, nous consacrerons à l'étude anatomique et artistique du cheval quelques pages dans lesquelles nous traiterons de ses *allures*, de ses *aplombs* et de ses *proportions*. Ces différentes questions sont d'une importance capitale et doivent avoir aux yeux de l'artiste un mérite incontestable.

Avant d'aborder la description anatomique des os et des muscles, donnons tout d'abord des organes que nous allons étudier quelques définitions générales.

Des Os.

Les os, composés de substance dure, sont les parties du corps les plus solides, conséquemment celles qui soutiennent les parties molles : aussi c'est sur eux que s'implantent la plupart des muscles, agents actifs de la locomotion. Ce sont les leviers au moyen desquels s'exécutent les grands mouvements. Soudés et articulés ensemble de la manière la plus favorable pour résister à de puissants efforts et pour affaiblir les ébranlements continuels que subit le corps de l'animal, ils forment une charpente mobile qui en détermine exactement les dimensions.

Les os présentent certaines éminences qui ont reçu différents noms. Ces dénominations sont tirées de leurs formes particulières. On les nomme *têtes* quand elles sont à peu près hémisphériques ; *condyles*, lorsqu'elles sont arrondies et déprimées sur un ou deux côtés ; *poulies* ou *trochlées*, lorsqu'elles ont au milieu une dépression. En égard à leur forme absolue, on les nomme *protubérances*, lorsqu'elles sont saillantes et à base circonscrite ; *tubérosités*, lorsqu'elles sont beaucoup plus circonscrites et garnies d'aspérités ; *crêtes*, quand elles sont allongées, inégales.

Des Muscles.

Les muscles, qui constituent les parties molles ou charnues du corps, sont les agents spéciaux du mouvement en même temps que les protecteurs de tous les organes importants. Composés de faisceaux de fibres qui ont la propriété de se contracter, ils agissent par là sur le système osseux auquel ils s'attachent le plus ordinairement par leurs *tendons*. Les tendons sont les attaches des muscles sur les os : ils servent de transition de l'un à l'autre. Leur puissance est considérable, car elle résume souvent l'action de plusieurs muscles. Ce sont les muscles qui, disposés par couches plus ou moins profondes, déterminent la forme et le volume des diverses parties du corps. Toutes les fois que le muscle, prenant son origine à un os, s'insère à une partie molle, le *point mobile* et le *point fixe* ne varient pas et restent constamment les mêmes. Mais dans le plus grand nombre de muscles, ces points changent ; ils deviennent successivement mobiles et fixes, suivant les attitudes que prend le corps pour l'exécution des mouvements suscités par la volonté.

Des Cartilages.

Les cartilages, le tissu le plus dur après le tissu osseux, sont des parties molles et élastiques qui naissent des os, les terminent en atténuant leur dureté et servent à parfaire leurs articulations. Ferme et flexible, le cartilage est un intermédiaire entre l'os et le muscle. On le rencontre partout où il était besoin d'une substance moins compacte que l'os et plus résistante que le muscle.

OSTÉOLOGIE

Dans l'Ostéologie comme dans la Myologie, nous diviserons le squelette ou le corps du cheval en trois régions :

1° La *Tête*, qui comprend le crâne et la face ;

2° Le *Corps proprement dit*, comprenant les vertèbres cervicales, les vertèbres dorsales, les vertèbres lombaires, le coccyx, le sternum et les côtes ;

3° Les *Extrémités* ou membres, divisés en membres antérieurs et membres postérieurs.

Les membres antérieurs comprennent l'épaule, le bras, l'avant-bras, le carpe, le métacarpe, et le pied ou sabot ; les membres postérieurs, la hanche, la cuisse, la jambe, le tarse, le métatarse et le pied comme les membres antérieurs.

DE LA TÊTE

(Pl. 2.)

Au point de vue anatomique, la tête est formée par diverses pièces osseuses étroitement unies et même soudées ensemble. Elle peut être divisée en deux parties bien distinctes : le crâne et la face.

DU CRANE

NOMENCLATURE

Occipital (a). | Frontal (c).
Pariétal (b). | Temporaux (d).

DESCRIPTION

Le crâne, situé à la partie supérieure et postérieure de la tête, contient l'encéphale. Sept os concourent à former la boîte crânienne : mais nous ne décrirons pas le sphénoïde et l'ethmoïde qui sont situés à la partie interne.

Les os du crâne, presque tous aplatis et plus ou moins courbés de dehors en dedans, sont unis entre eux par des sutures serrées.

De l'Occipital.

L'os occipital (*a*), situé à l'extrémité supérieure et postérieure du crâne, est un os coudé dans le sens antéro-postérieur, offrant extérieurement deux parties, une supérieure et l'autre postérieure. A la face externe de ces parties, on remarque, sur la ligne médiane, s'étendant du bord antérieur de l'os à sa coudure supérieure, une saillie servant à circonscrire les *fosses temporales* de concert avec les crêtes que l'on remarque sur le pariétal. En arrière de cette saillie apparaît l'éminence d'insertion appelée *protubérance occipitale*, dont le développement est très variable. Au-dessous de celle-ci existe la *tubérosité cervicale*, dont le pourtour est parsemé d'empreintes. Des angles latéraux de la protubérance occipitale se détachent les crêtes mastoïdiennes qui vont aboutir au bord supérieur de l'apophyse zygomatique.

Si nous insistons particulièrement sur ces éminences osseuses, qui donnent attache à des muscles nombreux et au *ligament cervical*, c'est que plus ces éminences seront en relief et plus les muscles qui s'y attachent auront une puissance considérable. Cet os s'articule avec le pariétal et la première vertèbre cervicale.

Du Pariétal.

Le pariétal (*b*) appartient à la partie supérieure du front en avant du crâne. La face externe et convexe du pariétal présente deux arêtes, réunies en arrière, divergentes en avant, et se confondant avec les apophyses orbitaires du frontal, de façon à représenter un V renversé. Elle présente aussi des crêtes qui circonscrivent en partie les fosses temporales et servent de point d'attache aux muscles temporaux. Le pariétal s'articule avec le frontal en avant et l'occipital en arrière.

Du Frontal.

Le frontal (*c*) donne la largeur du crâne et sert de base au front.

Quelques auteurs ont divisé le frontal en trois régions : une antérieure, en forme de losange, et deux latérales formées par les apophyses orbitaires qui circonscrivent l'orbite. D'autres reconnaissent seulement deux parties au frontal : une supérieure crânienne, et l'autre inférieure recouvrant les sinus, et faisant partie de la face.

Du Temporal.

Les temporaux (*d*) se trouvent en dessous du front et sur ses faces latérales. A la partie inférieure de chaque temporal existe l'arcade zygomatique qui concourt à former la fosse temporale et s'articule au moyen d'un condyle avec la mâchoire. Son bord antérieur et supérieur forme la cavité orbitaire, qui reçoit le globe de l'œil.

DE LA FACE

NOMENCLATURE

Chanfrein (*e*).	Maxillaire proprement dit (*g*).
Grand sus-maxillaire (*f*).	

DESCRIPTION

Du Chanfrein.

Le chanfrein (e) est situé en bas du front et entre les joues : il s'étend inférieurement jusqu'aux naseaux et au bout du nez.

Le chanfrein est constitué par les fosses nasales, cavités spécialement affectées au sens de l'odorat et séparées par une cloison verticale. La paroi supérieure ou voûte des fosses nasales se trouve constituée par le frontal et l'os sus-nasal ou chanfrein ; la paroi inférieure ou le plancher appartient aux os palatins et aux sus-maxillaires. Les autres parois sont constituées par les cornets, le vomer, l'ethmoïde, dont nous n'avons pas à nous occuper. Tous ces os représentent dans leur ensemble un vaste tube irrégulier qui circonscrit les fosses nasales.

Le chanfrein n'est que la reproduction en relief des cavités nasales, et comme c'est à l'aide de l'odorat que le cheval cherche à se rendre compte des aliments qu'il doit prendre et des qualités qu'il respire, on comprendra facilement que la largeur du chanfrein indiquera une belle conformation. Pour être beau, le chanfrein devra donc être large.

Du Grand sus-maxillaire.

Le grand sus-maxillaire (f) sert de base à la mâchoire supérieure, constitue la paroi inférieure ou plancher des fosses nasales et reçoit les dents molaires. Il s'articule en bas et en avant avec le petit sus-maxillaire, qui le continue. Le petit sus-maxillaire peut être considéré comme formant un seul et même os avec le grand sus-maxillaire. Il forme la base du nez et se termine en demi-cercle à sa partie extrême, formant ainsi une arcade qui contient les incisives.

Du Maxillaire proprement dit.

Le maxillaire proprement dit (g) constitue la mâchoire

inférieure. Il a la figure d'un V; la partie évidée du V forme l'auge. A son extrémité se trouve l'apophyse génienne qui est la base du menton. Au-dessus est la *ganache*.

La partie supérieure est pourvue de molaires. Le maxillaire proprement dit se termine en demi-cercle comme le petit sus-maxillaire et reçoit comme lui les dents incisives, celles que l'on examine plus particulièrement lorsqu'on veut connaître l'âge du cheval. La partie élargie et recourbée du maxillaire s'articule avec le temporal.

De la Tête en général.

De toutes les régions extérieures du cheval, la tête est sans contredit la partie la plus importante à étudier sous tous les rapports.

Au lieu d'être sphéroïde comme chez l'homme, dont le développement du cerveau est considérable comparé à celui de ses mâchoires, la tête du cheval nous offre la forme d'une espèce de prisme qui se termine en avant par de véritables pinces acérées au moyen des dents. Placée au bout du levier cervical, elle exerce à l'extrémité de ce balancier une influence très grande sur les déplacements du centre de gravité en avant, en arrière et sur les côtés.

Deux points qui font le plus différencier la tête du cheval de celle de l'homme sont ses deux extrémités : les mâchoires en avant et l'occipital en arrière. Cet animal n'étant pas pourvu de mains pour prendre sa nourriture et la porter à sa bouche comme l'homme, la nature devait allonger ses mâchoires et les rendre aptes à servir d'instruments pour saisir l'herbe, l'inciser ou l'arracher.

L'autre extrémité, représentée par l'occipital qui s'unit à la colonne vertébrale, n'est pas moins intéressante comme étude comparée. La tête de l'homme est placée d'aplomb sur le sommet de sa colonne vertébrale : il fallait des moyens peu puissants pour la fixer et la tenir en équilibre. Chez le cheval tout est changé : direction de la colonne vertébrale et disposition de la tête qui, au lieu d'être articulée sous son centre de gravité, l'est par son sommet. Pour obvier à cet inconvénient, la nature a pourvu l'occipital du

cheval de deux condyles énormes qui sont reçus par l'atloïde, de deux longues apophyses nommées styloïdes et d'une tubérosité donnant attache à des muscles qui fixent les condyles dans les cavités de l'atloïde. Les condyles articulaires de l'occipital chez l'homme ne sont que très rudimentaires en comparaison des condyles occipitaux chez le cheval.

DE LA COLONNE VERTÉBRALE

NOMENCLATURE

Vertèbres cervicales (k).
Vertèbres dorsales (k¹).

Vertèbres lombaires (k²).
Coccyx (k³).

DESCRIPTION

Vertèbres cervicales.

L'encolure, région intermédiaire entre la partie antérieure du tronc et la tête qu'elle supporte, correspond au cou de l'homme. Elle a pour base osseuse les sept vertèbres cervicales (*k*), fort distinctes du reste de la tige spinale par leur plus grand développement, la solidité de leur mode d'union résultant de l'emboîtement de têtes articulaires très détachées dans de profondes et larges cavités.

Le *ligament cervical* (40) remplace à la partie supérieure les apophyses épineuses qui n'existent qu'à l'état rudimentaire. Le ligament cervical, véritable soutien de la tête, empêche les muscles extenseurs d'être dans une contraction permanente.

Les deux premières vertèbres cervicales ont une conformation particulière et méritent à ce point de vue une description à part.

La première vertèbre cervicale, ou *atloïde*, a un diamètre transversal considérable, et offre au lieu d'une tête saillante en avant, deux cavités appropriées aux condyles de l'occipital. Sa cavité postérieure, augmentée des facettes articulaires

de ses apophyses transverses, forme une grande surface
pour recevoir l'apophyse odontoïde de l'axis.

La deuxième cervicale, *axis*, ainsi nommée parce que son
apophyse odontoïde (en forme de dent) sert pour ainsi dire
de pivot aux mouvements de la tête, est la plus longue des
vertèbres cervicales : sa tête est remplacée par l'apophyse
odontoïde revêtue d'une surface articulaire s'adaptant à mer-
veille à la cavité postérieure dans laquelle elle tourne comme
une porte sur ses gonds.

Enfin la septième vertèbre cervicale est nommée *proémi-
nente* en raison de la hauteur de son apophyse épineuse sur
laquelle les muscles extenseurs du rachis prennent leurs
points d'insertion, comme pour les vertèbres dorsales ou
lombaires.

Vertèbres dorsales et vertèbres lombaires.

(Pl. 3.)

Les vertèbres dorsales (k^1) sont au nombre de dix-huit.
Les apophyses épineuses des huit premières forment le *garrot ;* elles sont plus élevées que les autres et ont leur sommet
arrondi. Toutes ces apophyses sont réunies par le *ligament
sus-épineux* qui se prolonge jusqu'au sacrum et se perd dans
la région coccygienne. Ce ligament sus-épineux est continué
en avant par la corde du ligament cervical.

Les neuf dernières vertèbres dorsales forment la charpente
osseuse du dos. Les vertèbres de cette dernière partie, qui
constitue le dos, sont unies entre elles au moyen de fibro-
cartilages placés entre leur tête et la cavité qui la reçoit et
par les ligaments sus-épineux qui les fixent solidement. Ainsi
associées, les vertèbres dorsales présentent à la fois des conditions de solidité et de flexibilité.

Les vertèbres lombaires (k^2) forment la base osseuse du
rein qui fait suite au dos sans démarcation extérieure bien
tranchée. Elles n'ont pas de supports latéraux comme les
vertèbres dorsales, mais en revanche elles sont pourvues
d'apophyses transverses très étendues, aplaties de dessus
en dessous, remplaçant les côtes à cette région, donnant un

point d'appui résistant et large aux muscles qui les recouvrent et qui servent de soutien aux viscères digestifs.

Du Coccyx.

Le coccyx (*k³*), qui forme la base osseuse de la queue, est composé de vertèbres dégénérées dont le nombre varie de 12 à 18, et dont le volume va en diminuant graduellement de la première à la dernière.

D'une façon générale, la colonne vertébrale décrit deux courbures, disposées en sens inverse : la première, la plus grande et formée principalement par la région cervicale, a sa convexité en bas et inférieurement. La deuxième courbure détermine la voussure en contre-haut de la région dorsale.

DE LA POITRINE

NOMENCLATURE

Sternum (h). | Côtes (i).

DESCRIPTION

Du Sternum.

Le sternum (*h*) est un os spongieux à forme de proue, servant de base au poitrail, tout en contribuant à former la cavité thoracique et celle de l'abdomen. C'est à sa surface que les neuf premières côtes viennent s'implanter ; il sert aussi de point d'appui aux ligaments qui unissent les neuf dernières côtes aux premières. Sa partie antérieure est aplatie d'un côté à l'autre, incurvée comme la carène d'un vaisseau.

Des Côtes.

Les côtes (*i*), circonscrites par les épaules, le dos, les

flancs et le ventre, forment la base de la cage pectorale.
Elles sont au nombre de 36 (18 de chaque côté de la colonne
vertébrale).

Suivant qu'elles sont en rapport direct ou indirect avec le
sternum, les côtes sont dites *sternales* ou *asternales*; les premières (i^1) au nombre de huit, se terminent par un cartilage
renflé qui répond à une cavité sternale correspondante; les
dix côtes asternales (i^2) s'appuient les unes sur les autres au
moyen de leurs prolongements cartilagineux.

La longueur des côtes augmente de la première à la neu-
vième et diminue ensuite progressivement jusqu'à la dernière.
Leur courbure est d'autant plus considérable qu'on les examine plus postérieurement.

Les deux premières côtes sont les plus courtes; elles sont
plus droites, plus épaisses; les autres côtes sternales sont
plus aplaties, plus longues.

Les côtes forment une cavité conique appelée thorax; elles
sont attachées à leur partie supérieure le long de la colonne
vertébrale.

EXTRÉMITÉS OU MEMBRES

Les membres sont des colonnes brisées formées de plusieurs os qui s'appuient les uns sur les autres, sous différents angles.

Le cheval a deux membres antérieurs et deux membres
postérieurs. On les appelle encore *ars antérieurs*, *ars postérieurs*.

MEMBRES ANTÉRIEURS

(Pl. 4, fig. 1.)

NOMENCLATURE

Omoplate (j).	Canon (p).
Humérus (l).	Boulet (q).
Radius (m).	Paturon (r).
Cubitus (n).	Couronne (s).
Os carpiens (o).	Os du pied (t).

DESCRIPTION

ÉPAULE

De l'Omoplate.

L'omoplate, *scapulum* (*j*), ou os de l'épaule, est un os plat, à peu près triangulaire, qui est terminé supérieurement par un cartilage (1) augmentant sa longueur. L'omoplate va s'appuyer sur les six premières apophyses épineuses des vertèbres dorsales. Son appui sur les côtes a lieu obliquement d'avant en arrière et de bas en haut.

Cet os est partagé en deux par une apophyse qu'on nomme *acromion* (2) et présente à sa partie inférieure la *cavité glénoïde* (3), qui reçoit la tête de l'humérus. En avant de cette cavité, se trouve l'*éminence coracoïde* (4), où s'attache un fort muscle qui consolide l'articulation du scapulum avec l'humérus.

Le scapulum est fixé sur le thorax par le moyen de plusieurs muscles et par deux lames ligamenteuses.

BRAS

De l'Humérus.

L'humérus (*l*), ou os du bras, est un os long, comme tordu sur lui-même. Il forme un angle avec l'os de l'épaule. Le sommet de cet angle correspond à la cavité glénoïde.

Placé en avant du thorax et au-dessous du scapulum qu'il supporte, il s'étend en suivant une direction opposée à celle de l'omoplate, depuis le milieu de la première côte jusqu'au niveau de l'appendice cartilagineux de la cinquième côte où il s'articule avec le radius.

Chez le cheval, le bras, situé entre l'épaule et l'avant-bras, de même que chez l'homme, correspond à la cuisse. Mais il est fixé sur le thorax et n'est pas détaché de cette partie du corps. Il exécute cependant des mouvements libres en tous sens.

Cette troisième partie du membre est le premier rayon détaché du thorax ; tandis que dans l'homme le membre antérieur n'est fixé au tronc que par l'épaule, le bras étant entièrement libre et dégagé.

AVANT-BRAS

Du Radius.

Le radius (*m*) est un os long, verticalement placé sous l'humérus et soutenu par la première rangée des os du carpe : il est légèrement courbé en arc. Son articulation avec l'humérus est un exemple fort remarquable de charnière parfaite, ne permettant rigoureusement que des mouvements de flexion et d'extension. Son articulation avec les os du carpe a lieu par charnière imparfaite.

Du Cubitus.

Le cubitus (*n*) est un os allongé qui se trouve appliqué contre la face postérieure du radius et forme le *coude* à l'aide de l'*apophyse olécrâne* (5). L'olécrâne dépasse la surface articulaire du radius et se termine antérieurement par un prolongement saillant, appelé bec de l'olécrâne.

Le coude est donc placé à la partie supérieure et postérieure de l'avant-bras ; il est limité en haut et en avant par le bras ; inférieurement, par l'avant-bras ; enfin, en arrière, il est placé près des côtes, en avant du *passage des sangles*.

Os carpiens.

Ce sont les os carpiens (*o*) qui forment la région du

genou. Tandis que le genou de l'homme est constitué par l'articulation du fémur avec le tibia et la rotule, le genou du cheval correspond au poignet de l'homme. En haut, le genou se confond avec l'avant-bras ; en bas, il s'arrête au canon.

Les os carpiens qui forment l'articulation du genou sont au nombre de sept, disposés sur deux rangées. La rangée supérieure comprend un quatrième os, appelé *os crochu*, placé en arrière et qui sert d'attache aux muscles fléchisseurs. Les liens qui maintiennent ces petits os, quoique très solides, leur permettent cependant des mouvements très étendus.

Du Canon.

Le canon (*p*), probablement ainsi appelé à cause de la ressemblance qu'on a cru lui trouver avec une pièce d'artillerie, est placé entre le genou et le boulet dans le membre antérieur, tandis que, dans le membre postérieur, il est placé entre le jarret et le boulet. Les os qui forment le canon so au nombre de trois : un métacarpien, qui est l'os principal, et deux autres métacarpiens rudimentaires, appelés plus généralement *péronés*.

Les péronés sont deux os qui descendent jusqu'au tiers du métacarpien. Ils sont soudés à leur partie supérieure pour élargir la surface de l'articulation du genou.

Du Boulet.

Ainsi appelé sans doute à cause de sa forme arrondie, le boulet (*q*) est placé entre le canon et le paturon et a pour base l'articulation du métacarpe avec la première phalange.

L'articulation du boulet est constituée par l'extrémité inférieure du canon et le sommet du paturon, ainsi que par les grands os sésamoïdes placés à la partie postérieure (6).

L'extrémité supérieure du paturon offre deux cavités articulaires et une gorge médiane propre à recevoir le renflement saillant que présente la surface articulaire du canon.

On appelle *fanon* une touffe de crins, placée en arrière du boulet et dont la longueur, la quantité et la finesse varient suivant le degré de distinction de l'animal. L'*ergot* est un petit cône corné qu'on rencontre au milieu des touffes pileuses du fanon.

Du Paturon.

Le paturon (*r*) est limité à la partie supérieure par le boulet, et en bas par la couronne ; il forme avec le canon un angle plus ou moins ouvert en avant et correspond aux premières phalanges de l'homme. Le paturon a pour base le premier phalangien. La direction oblique qu'affecte ce rayon interrompt la ligne droite formée par l'avant-bras et le canon.

De la Couronne.

Ainsi appelée parce qu'elle semble couronner le sabot, la couronne (*s*), placée entre le paturon et le pied, a pour base osseuse la portion de la deuxième phalange dépassant le sabot, puis des ligaments et l'expansion tendineuse des extenseurs et des fibro-cartilages comme le paturon ; la couronne doit être épaisse, large, et réunir toutes les conditions de solidité. Elle doit être légèrement arrondie d'un côté à l'autre, et recouverte de poils bien rabattus de haut en bas.

DU PIED

Le pied possède des parties externes ou cornées et des parties internes organisées.

Les premières sont : la *paroi*, la *sole*, la *fourchette* et le *périople* qui par leur assemblage constituent le sabot ou boîte cornée. La fourchette, qui est d'une corne plus molle, plus élastique que les autres pièces du sabot, est une espèce de coin élastique, qu'on peut comparer aux coussinets placés entre les wagons, représentant une espèce de matelas mou, élastique, très propre à amortir les derniers efforts réactifs.

L'*os du pied* (*t*), à forme irrégulière, est court et ressemble à un cône plus ou moins tronqué : il forme le noyau du pied. Il est composé de trois os : la deuxième et la troisième phalange et le petit sésamoïde. Ces trois os en se réunissant forment l'articulation du pied. Outre les ligaments, les tendons extenseurs et le tendon fléchisseur, l'os du pied présente tout un appareil fibro-cartilagineux élastique destiné à modérer les chocs et à transmettre au sol les pressions et les réactions.

Le sabot, protecteur des parties organiques qu'il renferme, sert de point d'appui aux membres considérés comme colonnes de soutien ou d'impulsion et, de concert avec les fibrocartilages de la troisième phalange, il constitue un appareil élastique d'amortissement des chocs et des pressions.

MEMBRES POSTÉRIEURS

(Pl. 4, fig. 2.)

DESCRIPTION

HANCHE

NOMENCLATURE

Os coxal (u).	Tibia (y).
Fémur (v).	Astragale (z).
Rotule (x).	Calcanéum (w).

De l'Os coxal.

Les os coxaux (*u*) forment la charpente osseuse de la *croupe*, située entre la queue et le rein, au-dessus des fesses et des hanches. Elle correspond à la moitié supérieure de l'épaule. Ce sont de grands os plats, à surfaces larges, qui donnent implantation à des muscles volumineux et puissants.

De forme irrégulière, ils ont une direction oblique de haut en bas et d'avant en arrière; ils offrent dans leur partie moyenne et un peu en dehors la cavité *cotyloïde* (1), destinée à recevoir la tête du fémur. Ils s'élargissent en avant, s'appuient sur le sacrum et s'infléchissent en arrière, du côté interne pour se réunir sur la ligne médiane.

Les *hanches* appartiennent de droit à la croupe; elles en sont une dépendance naturelle. La hanche est l'angle externe et antérieur de l'os coxal recouvert par l'insertion du *fascia lata* ; elle est entourée par la croupe, la cuisse, le flanc et le rein.

CUISSE

Du Fémur.

Le fémur (*v*) forme la charpente osseuse de la cuisse qui est bornée, en haut, par la hanche et la croupe ; en avant, par le flanc ; en bas, par le grasset et la jambe ; enfin la fesse lui sert de limite postérieure.

C'est un os long, placé dans une direction oblique de 45 degrés environ. En haut, la *tête du fémur* est reçue dans la cavité cotyloïde (1) de l'os coxal et forme une articulation qui jouit de mouvements étendus et variés. L'extrémité supérieure du fémur présente deux éminences osseuses, l'une située au-dessus de sa tête, articulaire, nommée *grand trochanter* (2) ; l'autre, située au-dessous, le *petit trochanter* (3) ; ces deux éminences osseuses sont destinées à donner insertion à des muscles puissants. L'extrémité inférieure de l'os de la cuisse offre deux larges facettes convexes et ondulées, nommées *condyles* (4) et qui sont destinées à s'articuler avec le tibia. L'extrémité inférieure du fémur s'appuie donc en bas sur le tibia et constitue, conjointement avec la rotule, l'articulation fémoro-tibiale.

JAMBE

De la Rotule.

La rotule (*x*) est un petit os qui présente à sa face postérieure une surface articulaire destinée à s'adapter à la poulie articulaire du fémur ; elle est placée devant les deux condyles du fémur avec lesquels elle s'articule ; attachée au tibia par un fort ligament, elle complète l'articulation du *grasset* qui correspond au genou de l'homme. Chez les solipèdes, le grasset est à peu près au niveau du coude, excepté chez les animaux coureurs, où il est généralement plus élevé.

Le grasset est donc placé à la partie inférieure de la cuisse et a pour base l'articulation fémoro-tibiale, qui représente une charnière imparfaite, permettant la flexion, l'extension et quelque peu des mouvements de rotation.

Du Tibia.

Le tibia (*y*) est un os long, à peu près prismatique, plus gros à sa partie supérieure, placé entre le fémur et l'astragale, et dirigé d'avant en arrière et de haut en bas ; il correspond au radius sous le rapport de sa longueur et de ses fonctions. Les membres abdominaux sont plus longs que les antérieurs, mais leur inflexion plus grande met les rayons correspondants au même niveau.

L'extrémité supérieure du tibia présente deux *tubérosités latérales* (5) sur lesquelles viennent s'adapter les larges facettes convexes de l'os de la cuisse. Deux fibro-cartilages séparent les condyles du fémur des surfaces tibiales.

Le tibia peut être considéré comme représentant la partie principale de la jambe, car le *péroné* (6) n'est qu'un appendice styloïde placé sur le côté et s'étendant rarement au de là du tiers inférieur de son corps.

DU PIED POSTÉRIEUR

Des Os tarsiens.

Les os tarsiens qui sont au nombre de six ou sept, disposés sur deux rangs de même que ceux du carpe, forment la base osseuse du jarret. La rangée supérieure ne comprend que deux os, l'*astragale* et le *calcanéum;* la rangée inférieure est formée, en dehors, par le *cuboïde* seulement ; en dedans et en avant, elle est subdivisée en deux rangées secondaires, dont la supérieure est constituée par le *scaphoïde* et l'inférieure par le *grand* et le *petit cunéiformes.*

Le jarret, placé entre la jambe et le canon, est certainement la jointure qui joue le rôle le plus important dans la station comme dans la progression : c'est, comme on le dit vulgairement, la cheville ouvrière du train postérieur. Cette région est le centre des mouvements, soit du canon sur la jambe ou de celle-ci sur le canon, suivant les positions et les attitudes du corps de l'animal.

De l'Astragale.

L'astragale (*z*), qui a une forme à peu près cubique, est placée en avant du calcanéum, entre le tibia et le scaphoïde. Sa face supérieure est disposée en poulie articulaire pour s'adapter le plus exactement possible à l'extrémité inférieure du tibia. Cette poulie est considérée, avec raison, comme le modèle le plus parfait de trochlée qui se trouve dans l'organisation. En arrière, cette poulie s'articule avec le calcanéum, et en bas avec le scaphoïde.

Du Calcanéum.

Le calcanéum (*w*) est un os allongé dans le sens vertical conservant une légère direction oblique d'arrière en avant : c'est un levier qui a d'autant plus d'action qu'il est plus long. Quant aux autres os tarsiens, leur configuration est parfaitement indiquée par leur nom.

L'appareil articulaire du jarret, comprenant de nombreux moyens d'union, est encore consolidé par le passage des cordes tendineuses faisant suite aux muscles extenseurs et fléchisseurs. Ce qui frappe surtout, c'est l'extrême solidité des os et des liens qui les fixent, en même temps que le peu de variété des mouvements.

Nous n'avons pas à insister davantage sur les os qui rentrent dans la composition du membre postérieur, ce que nous avons dit pour le membre antérieur s'appliquant exactement au canon, au paturon, à l'os de la couronne et à l'os du pied du membre postérieur.

Disons cependant que c'est de la solidité de l'appui du pied que dépendent, et la sûreté de la station, et la stabilité de l'équilibre de la machine animale, ainsi que l'énergie de la propulsion qui détermine son déplacement.

MYOLOGIE

(Pl. 5.)

DE LA TÊTE

Nomenclature

Temporal (1).
Muscles de l'oreille (2).
Muscle sous-cutané de la face (3).

Masséter (4).
Orbiculaire des paupières (5).
Muscles du nez (6).
Orbiculaire des lèvres (7).

DESCRIPTION

Temporal.

Les muscles de la tête sont peu nombreux, et bien que le muscle temporal (1) appartienne à la couche profonde, nous en dirons quelques mots. C'est à la première saillie de l'occipital que vient s'attacher le temporal en même temps que le muscle temporo-auriculaire : il s'insère aux crêtes qui circonscrivent les fosses temporales.

Les temporaux sont les muscles, agents actifs de la mastication ; ils élèvent la mâchoire inférieure en lui imprimant un mouvement de bascule et à la fois de latéralité, afin de favoriser le broiement des aliments.

Muscles de l'oreille.

Les muscles qui sont les moteurs de l'oreille (2) se groupent autour de cet organe, s'attachent d'une part à l'arcade zygomatique, au temporal, à la parotide ou à la nuque pour venir tous aboutir à l'oreille ; ils permettent à celle-ci de se porter en avant, en arrière, en dehors et en dedans, en faisant éprouver aux cartilages qui composent la conque de l'oreille un mouvement de rotation assez prononcé.

Muscle sous-cutané de la face.

Très mince, mi-charnu et mi-aponévrotique, le muscle sous-cutané de la face (3), que l'on ne peut voir quand on a enlevé la peau puisqu'il lui adhère intimement, se propage depuis l'encolure, sur la parotide, la joue, dans la cavité intermaxillaire et sur le chanfrein jusqu'à la commissure des lèvres. Il naît de la partie supérieure et antérieure de l'encolure, s'attache à la langue et à la crête zygomatique et se termine à la commissure des lèvres par des fibres charnues. Il contracte une adhésion intime avec la peau et concourt à l'élévation de la commissure des lèvres.

Masséter.

Le masséter (4) est appliqué contre la face externe de la branche maxillaire : c'est un muscle puissant, large, court, et d'une organisation très complexe. C'est l'élévateur par excellence de la mâchoire inférieure.

Le volume du masséter, le nombre de ses fibres et sa composition complexe dénoncent non seulement une grande force si nécessaire pour le rapprochement des mâchoires, mais encore une puissance proportionnelle de tout le système musculaire.

Orbiculaire des paupières.

L'orbiculaire des paupières (5) est un large et mince sphincter, sorte d'enveloppe qui s'étend circulairement autour des paupières et adhère intimement à la peau de ces parties. Il exerce son action entre les deux couches cutanée et muqueuse qui forment les paupières. En se contractant, l'orbiculaire rapproche les paupières, les tire en devant du bulbe de l'œil en les appliquant immédiatement l'une contre l'autre.

Muscles du nez.

Les muscles du nez (6), au nombre de quatre, sont situés sur la charpente cartilagineuse du nez; ils s'insèrent d'une part sur le grand sus-maxillaire, le petit sus-maxillaire, et aux lèvres, en confondant leurs fibres inférieures avec celles de l'orbiculaire des lèvres.

Orbiculaire des lèvres.

Les lèvres ont des muscles particuliers et d'autres qui leur sont communs avec les organes voisins. Nous n'avons à nous occuper ici que de l'orbiculaire.

L'orbiculaire (7), disposé en forme de sphincter autour de la bouche, est commun aux deux lèvres, auxquelles il fournit un faisceau spécial qui, en se réunissant et en s'entre-croisant avec celui du côté opposé, vient constituer la commissure labiale. Ces faisceaux musculaires vont se confondre en arrière et en haut et servent de point de ralliement à toutes les autres pièces musculaires qui font agir les lèvres. Notons seulement que la lèvre inférieure présente une saillie dans le plan médian et postérieur qui sert de base à la *houppe du menton*, petite saillie hémisphérique qui s'identifie avec la lèvre inférieure, de la même manière que le bout du nez s'associe à la lèvre supérieure.

De la Tête en général.

Bien que le cheval ne possède pas à un degré aussi développé que l'homme la faculté d'exprimer ce qu'il ressent, par le jeu de sa physionomie il est facile de constater que cet animal a bien un langage particulier pour rendre ce qu'il éprouve dans maintes circonstances. Tout prouve ce que nous avançons : et l'expression de ses yeux, de ses lèvres, de son facies dans le cas de vives souffrances; et le port de ses oreilles, la vivacité de ses yeux, ainsi que le jeu de ses lèvres lorsqu'il se prépare à attaquer ou à se défendre.

Les yeux seuls, par leur situation, leur saillie, leur volume, leur mobilité, leur éclat et par l'aspect des paupières, contribuent à donner à la face une expression des plus variées ; ainsi les yeux peignent tour à tour la douceur, la vivacité, l'abattement, la tristesse, la souffrance et peuvent donner au cheval un air sauvage ou menaçant, une physionomie intelligente ou stupide. Rien que la position des yeux influe sur l'expression de sa physionomie et indique jusqu'à un certain point son intelligence. L'œil haut placé donne un air stupide au cheval et témoigne du peu de développement de son cerveau. Aussi les vrais connaisseurs recherchent un front vaste et de petites mâchoires.

La face chez le cheval est une sorte de miroir sur lequel viennent se réfléchir son caractère, son énergie et les diverses émotions qu'il éprouve.

DU CORPS PROPREMENT DIT

Pour la description des muscles du corps, nous diviserons le corps en trois régions :
1º Région de l'encolure.
2º Région du dos et des lombes.
3º Région thoracique et abdominale.

NOMENCLATURE.

Trapèze cervical (8).
Splénius (9).
Mastoïdo-huméral (10).
Sterno-maxillaire (11).
Omoplat-hyoïdien (12).
Trapèze dorsal (13).
Grand dorsal (14).

Sterno-huméral (15).
Grand pectoral (16).
Petit pectoral (17).
Grand dentelé (18).
Petit dentelé (19).
Grand oblique (20).
Muscles intercostaux (21).

DESCRIPTION

1º RÉGION DE L'ENCOLURE

Trapèze cervical.

Ce muscle (8) naît de tout le bord supérieur du ligament cervical par des fibres aponévrotiques et va s'insérer à l'acromion par une forte aponévrose qui fournit inférieurement une expansion sur les muscles de l'épaule. Sa surface externe est étroitement unie à la peau.

Il a pour usage de tirer l'épaule en haut et en avant. Son congénère est le *releveur propre de l'épaule*, plus profondément situé : il s'étend depuis le derrière de la tête jusqu'à l'angle cervical de l'omoplate.

Splénius.

Le splénius (9) est un muscle large et épais qui naît du bord supérieur du ligament cervical par des fibres charnues et aponévrotiques et va s'insérer aux apophyses trachéliennes de toutes les vertèbres cervicales par autant de dentelures dont les deux antérieures, les plus longues, vont s'attacher par de forts tendons à l'atloïde et à la crête mastoïdienne du temporal.

Le plus fréquemment le splénius sert à l'extension de la tête et de l'encolure, qu'il tire aussi de côté.

Mastoïdo-huméral (Commun au bras, à l'encolure et à la tête.)

Ce muscle (10), très long et d'une certaine épaisseur, est étendu sur le côté de la face trachélienne de l'encolure, depuis la protubérance mastoïde jusqu'au milieu de l'os du bras où il se termine.

Son insertion inférieure a lieu à la partie antérieure et moyenne du corps de l'humérus par un tendon large ; il s'attache en outre au sternum.

Il porte le plus ordinairement la tête en bas et de côté ; mais lorsque les points fixes sont antérieurs, il tire le bras en avant et en haut.

Sterno-maxillaire.

Le sterno-maxillaire (11) se découvre lorsque l'on a enlevé le muscle précédent. Il naît du sternum où il est uni avec le sterno-maxillaire opposé ; mais après un court trajet les deux sterno-maxillaires se séparent et s'écartent progressivement l'un de l'autre au fur et à mesure qu'ils se rapprochent de l'os maxillaire, sur la tubérosité duquel les fibres de son tendon vont s'insérer.

Il opère la flexion de la tête et contribue à porter le thorax en avant lorsque son point fixe est au maxillaire.

Omoplat-hyoïdien.

Ayant la forme d'une large et longue bande charnue, l'omoplat-hyoïdien (12) s'étend obliquement de la face interne de l'épaule jusqu'au corps de l'os hyoïde qu'il concourt à abaisser en le tirant en bas et en arrière.

Le ligament cervical (40) vient en aide aux muscles extenseurs. Ce ligament, excessivement fort et composé de tissu fibreux, contrebalance sans cesse le poids de la tête et prête un appui solide aux extenseurs en les empêchant d'être dans une contraction permanente. Remarquable par son étendue et ses usages, il constitue une grande cloison longitudinale, composée de deux portions géminées, appliquées l'une contre l'autre.

Cette cloison, prolongée dans le plan médian, depuis le garrot jusqu'à la tête, sépare les muscles cervicaux droits d'avec les cervicaux gauches.

Le bord supérieur de l'encolure sert de base à la crinière, qui peut être simple ou double suivant le sexe et l'origine du cheval.

2° RÉGION SPINALE DU DOS ET DES LOMBES

Trapèze dorsal.

Ce muscle (13) aplati, peu épais et trapézoïde, offre une certaine étendue ; il occupe le côté du garrot, se dirige obliquement de haut en bas, d'arrière en avant à partir de l'épine du dos sur laquelle il s'insère pour venir s'implanter sur la tubérosité de l'acromion, sur laquelle il se réunit au trapèze cervical.

Il élève l'épaule et la tire en arrière.

Grand dorsal.

Le grand dorsal (14) occupe la surface du dos et des

lombes. C'est un muscle large qui naît de l'épine dorso-lombaire, au moyen de son aponévrose. Il s'étend sur les côtés et présente deux portions, l'une aponévrotique et l'autre charnue : la première se propage sur le dos, les lombes et la partie supérieure des côtes ; la portion charnue, moins grande et située sur les côtes, en arrière de l'épaule, est trapézoïde et s'insinue sous le membre pour aller s'insérer à la tubérosité interne du corps de l'humérus par un tendon aplati et très mince.

Il porte le bras en haut et en arrière, concourt aussi à le faire tourner en dedans, et il agit le plus souvent sur la totalité du membre.

3° RÉGION THORACIQUE ET ABDOMINALE

Sterno-huméral.

Le sterno-huméral (15), situé transversalement au-dessous du bord antérieur du *commun au bras et à l'avant-bras* ou mastoïdo-huméral, constitue une grosse production musculaire, et s'étend depuis l'extrémité antérieure du sternum vers le milieu du bras où il se termine. Dans les chevaux musculeux et énergiques, il forme, sur le côté du poitrail, une grosse saillie transversale.

Il tire le bras en dedans et en avant et concourt à rapprocher le membre du thorax.

Grand pectoral.

Ce muscle (16), d'un volume considérable et d'une forme pyramidale, se trouve situé entre le bras et le thorax ; il naît des parties latérales et postérieures du sternum, ainsi que des cartilages des dernières côtes, est tout d'abord caché inférieurement par le muscle mastoïdo-huméral, puis se dirige obliquement d'arrière en avant et de haut en bas à la face interne de l'angle scapulo-huméral, où il se termine.

En agissant sur l'angle scapulo-huméral, il entraîne la totalité du membre qu'il porte en arrière.

Petit pectoral.

Ce muscle (17), situé en avant du précédent avec lequel il est fortement uni et dont il ne diffère qu'en ce qu'il est moins grand et plus pyramidal, se dirige de la partie latérale antérieure du sternum sous l'articulation scapulo-humérale ; il monte jusqu'à l'angle cervical du scapulum en côtoyant le bord antérieur de l'épaule contre lequel il est maintenu par une production aponévrotique.

Il concourt avec le grand pectoral à tirer le membre en arrière et en bas.

Grand dentelé.

Le grand dentelé (18) est un muscle auquel on peut distinguer trois portions :

La première portion s'étend des apophyses trachéliennes des cinq dernières vertèbres cervicales au moyen de dentelures et de la surface externe des deux premières côtes aux empreintes musculaires de l'extrémité supérieure et interne du scapulum :

La deuxième portion provient de la surface externe des huit ou neuf premières côtes, sur lesquelles il s'élargit en formant un éventail, et va s'insérer à la surface interne et supérieure du scapulum.

Enfin la troisième portion occupe la partie supérieure et antérieure du thorax et ne se découvre que lorsque le membre est enlevé. Elle provient de l'épine dorsale par une mince aponévrose et s'insère à la surface externe du milieu des côtes antérieures.

D'après la division de ce muscle en trois portions, on voit par la direction de ses fibres que son action peut être différente suivant la contraction de l'une ou l'autre de ses portions.

La première tire l'angle cervical du scapulum en bas et en avant et fixe l'épaule au thorax et à l'encolure ; la deuxième portion tire l'épaule en bas et en arrière ; et la troisième porte les côtes en avant et en haut. Cette troisième portion produit la dilatation du thorax.

Petit dentelé.

Le petit dentelé (19), qui fait suite au grand dentelé, se trouve appliqué sur la partie supérieure et postérieure de la région costale et s'étend obliquement d'arrière en avant et de haut en bas. A son origine, il s'attache à toute l'épine dorso-lombaire par des fibres aponévrotiques. Son insertion inférieure a lieu au bord postérieur des sept ou huit dernières côtes par des dentelures charnues.

Il tire en haut et en arrière la partie la plus courbée des côtes asternales, déjette en dehors leur partie inférieure et concourt ainsi à la dilatation du thorax.

Grand oblique.

Le grand oblique du bas-ventre (20), l'un des plus larges du corps et dont la surface externe adhère intimement à la tunique abdominale, se propage obliquement, depuis la partie inférieure des neuf à dix côtes postérieures, sur le cercle cartilagineux de ces côtes jusqu'à la ligne médiane de l'abdomen.

On y distingue une partie charnue et l'autre aponévrotique. La première appliquée sur les côtes présente à son bord antérieur une série de dentelures, dont les inférieures s'entrecroisent avec celles du muscle costo-sous-scapulaire. L'aponévrose, beaucoup plus étendue, commence aux cartilages et se dirige vers la ligne médiane de l'abdomen : elle diminue de largeur et augmente d'épaisseur successivement depuis le flanc jusqu'au prolongement abdominal du sternum, se glisse entre la tunique abdominale et l'aponévrose du muscle ilio-abdominal, placé immédiatement sous lui, et contracte avec ces deux parties une adhésion toute particulière.

Son insertion inférieure a lieu aussi au bord abdominal du pubis, ainsi qu'à l'angle externe de l'ilium.

Muscles intercostaux.

Ces muscles (21) remplissent toute l'étendue des intervalles intercostaux et se prolongent même entre les cartilages des côtes asternales; ils forment, dans chacun de ces espaces, des couches superposées, l'une externe ou intercostal-externe, l'autre interne ou intercostal-interne. Les fibres de ces deux sortes de muscles se croisent en X à cause de leur direction différente.

Ces muscles concourent puissamment à la respiration.

MEMBRES ANTÉRIEURS

NOMENCLATURE

Sus-épineux (22).
Sous-épineux (23).
Court fléchisseur de l'avant-bras (24).
Gros extenseur de l'avant-bras (24).
Court extenseur (25).

Extenseur antérieur des phalanges (26).
Extenseur latéral des phalanges (27).
Fléchisseur externe du métacarpe (28).

DESCRIPTION

Sus-épineux.

Ce muscle (22) occupe toute la fosse sus-acromienne; c'est un muscle allongé, gros, épais et pourvu de quelques intersections tendineuses; son extrémité inférieure se divise en deux branches réunies par une forte aponévrose qui s'attache sur les côtes de la coulisse humérale.

Il étend le bras sur l'épaule et concourt aux mouvements de demi-rotation.

Sous-épineux.

Plus large et moins épais que le précédent, le sous-épineux (23) remplit la fosse sous-acromienne, se rétrécit inférieurement, adhère fortement au ligament capsulaire et se termine par un fort tendon.

Il concourt au mouvement de demi-rotation en dehors du bras sur l'épaule.

Court fléchisseur de l'avant-bras.

Le court fléchisseur de l'avant-bras (24) est un muscle

épais, presque entièrement charnu, qui s'amincit inférieurement et se termine par une pointe pyramidale. Il naît du
côté externe et en bas de la tête de l'humérus par des fibres
charnues et va s'insérer à la crête de la tubérosité externe
du cubitus.

Il concourt à la flexion de l'avant-bras sur le bras.

Gros extenseur de l'avant-bras.

Ce muscle (24) constitue une grosse masse charnue
aplatie et de même forme que l'espace triangulaire qu'elle
occupe ; il naît de tout le bord postérieur de l'omoplate par
des fibres charnues et tendineuses et va s'insérer au
sommet de l'olécrâne.

Il est le principal agent de l'extension de l'avant-bras.

Court extenseur.

Epais et prismatique, le court extenseur (25) réside au
côté externe de l'os du bras, entre l'humérus et le bord
inférieur du muscle précédent.

Il aide et soutient l'extension de l'avant-bras.

Extenseur antérieur des phalanges.

Ce muscle (26) provient de l'extrémité inférieure de
l'humérus et se propage jusqu'à l'os du pied. Sa partie
charnue, supérieure et pyramidale, s'insinue et glisse dans
une gaine qui commence à l'extrémité inférieure du cubitus
et s'étend jusqu'en bas du genou. Son tendon se continue
inférieurement au moyen d'une autre production tendineuse
très forte qui descend jusqu'au pied : celle-ci, remarquable
par sa longueur, glisse et se trouve maintenue par des
anneaux ligamenteux dans une coulisse allongée qui commence à l'extrémité inférieure de la jambe et va jusqu'au
bas du genou. A partir de l'articulation du boulet jusqu'à sa
terminaison, ce même tendon s'élargit progressivement et
constitue une expansion qui se trouve fixée sur les phalangiens par deux brides ligamenteuses latérales, dont une
externe et l'autre interne, qui vont s'insérer au rebord inté-

rieur de l'os du pied par les fibres de son extension pyramidale.

Il a pour action de produire l'extension du pied.

Extenseur latéral des phalanges.

Ce muscle (27) s'insère par son extrémité supérieure au radius, glisse dans la même gaine que l'extenseur antérieur des phalanges, et va s'insérer sur la partie latérale externe de l'os du pied.

De même que le muscle précédent, il produit l'extension du pied.

Fléchisseur externe du métacarpe.

Ce muscle (28), très tendineux, allongé et aplati, s'étend sur le coté externe de la face postérieure de l'avant-bras et se termine au canon par deux branches : l'une va au péroné externe, tandis que l'autre va à l'os sus-carpien. Ce muscle fléchit le canon sur l'avant-bras.

MEMBRES POSTÉRIEURS

NOMENCLATURE

Fascia lata (29).
Moyen fessier (30).
Long vaste (31).
Demi-tendineux (32).
Droit antérieur (33).
Vaste externe (34).

Jumeaux (35).
Extenseur antérieur des phalanges (36).
Extenseur latéral des phalanges (37).
Fléchisseur profond (38).

DESCRIPTION

Fascia lata.

Situé immédiatement sous la peau, en bas de l'angle de la hanche, ce muscle (29) se répand sur toute la surface antérieure et externe de la cuisse et se propage sur la jambe; il présente deux parties, dont la supérieure charnue et épaisse est attachée à l'angle externe de l'ilium d'où ses fibres vont en divergeant. La portion aponévrotique, beaucoup plus étendue, se propage sur la face externe de la cuisse, s'attache à la crête du tibia et se perd sur les parties inférieures.

A la partie inférieure, le fascia lata s'insère à la rotule ainsi qu'à la crête du tibia par son expansion, qui s'étend sur la partie antérieure de la jambe.

Ce muscle aide à porter la cuisse en avant et à la fléchir sur le bassin. Il peut aussi contribuer à l'extension de la jambe sur la cuisse ; mais ses principaux usages sont de soutenir, affermir la contraction des muscles qu'il enveloppe.

Moyen fessier.

Le moyen fessier (30) forme une première couche sous-cutanée et membraniforme qui s'étend sur toute la croupe et offre deux portions, l'une charnue et l'autre aponévrotique. La partie charnue forme deux branches inégales réunies inférieurement et laissant entre elles un écartement de figure triangulaire. Il naît des deux angles antérieurs de l'os coxal par ses branches charnues et s'insère à la tubérosité de la crête trochantérienne du fémur.

Long vaste.

Le long vaste (31), d'un volume considérable, occupe tout le coté externe de la face postérieure de la cuisse et de la partie supérieure de la jambe ; en haut, il se prolonge par une pointe pyramidale sur l'épine sus-sacrée jusqu'à l'angle de la croupe ; il naît de la tubérosité ischiale par des fibres charnues et aponévrotiques, de la crête sus-sacrée et de l'angle de la croupe, et va s'insérer à trois endroits différents de la jambe au moyen de ses divisions inférieures, les deux premières à la rotule et à la crête du tibia ; et la troisième sur les muscles de la face postérieure de la jambe.

Son action est de fléchir la jambe sur la cuisse, de concourir à porter tout le membre en arrière et de produire la *ruade*. Lorsque son point fixe est à la jambe, il aide à élever le devant sur le derrière et devient un des puissants agents dans le cas où l'animal *se cabre*.

Demi-tendineux.

Ce muscle (32), placé en arrière du muscle long vaste et moins considérable, est d'un rouge pâle. Il s'étend comme le long vaste de l'épine sus-sacrée à la jambe, en décrivant une courbure à concavité antérieure. Bifide à son extrémité supérieure, ce muscle se termine à la crête du tibia par un tendon qui glisse sur la face interne de cet os : son aponévrose se confond avec celle de la jambe.

Droit antérieur.

Le droit antérieur (33), allongé, cylindroïde, est posé sur toute la longueur de la face antérieure du fémur ; sa substance est pourvue de fibres tendineuses.

Il naît de l'angle postérieur de l'ilium, près et en avant de la cavité cotyloïde, par un gros tendon bifurqué, et s'insère à la face supérieure de la rotule par des fibres charnues et tendineuses.

Il étend la jambe sur la cuisse et concourt à l'attitude fixe du bassin sur le membre postérieur.

Vaste externe.

Le vaste externe (34) est un muscle qui, accolé au vaste interne situé plus profondément, constitue avec le droit antérieur ce que les auteurs nomment le *triceps crural*. Le droit antérieur se creuse dans le vaste externe et le vaste interne une gouttière qui est propre à le loger.

Le vaste externe naît de toute la face antérieure du fémur et va s'attacher à la rotule en dedans et aux côtés de la terminaison du droit antérieur. Il concourt à l'extension de la jambe sur la cuisse et de celle-ci sur la jambe.

Jumeaux.

Les deux jumeaux (35) constituent un muscle court, mince, formé de deux portions principales superposées : il provient de l'angle cotyloïdien de l'ischium en avant de l'épine du même os et se termine dans la fosse trochantérienne par un tendon aplati.

Les deux jumeaux tirent la cuisse en dehors.

Extenseur antérieur des phalanges.

Ce muscle (36) long et très tendineux se propage sur toute la surface antérieure de la jambe, du genou, du canon et de la région digitée jusqu'au dernier phalangien. Sa partie charnue, pourvue de fibres tendineuses dont quelques-unes forment des lames intérieures, occupe presque toute la longueur du tibia, offre à son extrémité supérieure un fort tendon d'origine et se continue inférieurement au moyen d'une autre production tendineuse très forte qui descend jusqu'au pied. Celle-ci, remarquable par sa longueur, glisse et se trouve maintenue par des anneaux ligamenteux dans une coulisse allongée qui commence à l'extrémité inférieure de la jambe et va jusqu'au bas du pli du jarret. A partir de l'articulation du boulet jusqu'à sa terminaison, ce même tendon s'élargit progressivement, constitue une expansion qui se trouve fixée sur les phalangiens par deux brides ligamenteuses latérales, dont une externe et l'autre interne.

Il naît de l'excavation raboteuse placée à côté du condyle externe du fémur par un fort tendon, et va s'attacher au rebord antérieur de l'os du pied. Il produit l'extension du pied et affermit les ligaments capsulaires des trois dernières articulations du membre.

Extenseur latéral des phalanges.

Ce muscle (37), situé au côté externe de la jambe contre le précédent, plus petit que lui, naît de la partie supérieure du péroné; puis son tendon inférieur passe dans un anneau situé à l'extrémité inférieure du tibia et au côté externe du pli du jarret : sorti de cette coulisse, il prend une direction oblique, s'approche du tendon de l'extenseur antérieur du pied, se réunit à lui vers le milieu de la longueur du canon, et se continue avec lui jusqu'au pied.

Congénère du muscle précédent, il coopère à l'extension du pied.

Fléchisseur profond des phalanges.

Le fléchisseur profond des phalanges (38) est situé contre la face postérieure du tibia.

Il naît des empreintes musculaires de toute la face postérieure du tibia ainsi que de sa tubérosité externe. Le tendon qui vient à la suite de la partie charnue est remarquable par sa grande force ; il commence vers l'extrémité inférieure de la jambe et se prolonge jusqu'au dernier phalangien.

Ce tendon passe et glisse dans l'arcade tarsienne formée par le calcanéum, descend derrière le canon et, en bas du jarret, reçoit un très gros ligament qui provient de la face postérieure des os tarsiens. Après avoir franchi la gaine des os sésamoïdes, il s'épanouit, fournit une expansion aponévrotique ou aponévrose du pied et va se terminer au rebord demi-circulaire de la face inférieure ou plantaire de l'os du pied.

La surface du pied est occupée principalement par les tendons qui proviennent des muscles situés à la face prétibiale et s'insèrent soit aux os du canon, soit à ceux de la région digitée ; elle ne comprend qu'une seule production musculaire, le petit extenseur du pied, qui par son action est congénère de l'extenseur du pied.

Le fléchisseur profond des phalanges est le principal agent de la flexion du pied.

Dans l'Ostéologie nous avons dit que c'est de la solidité du pied que dépendent et la solidité de la station et la stabilité de l'équilibre de la machine animale. Aussi les articulations phalangiennes sur lesquelles repose le poids du corps, et qui ont à supporter des chocs plus ou moins énergiques résultant de l'appui du pied sur le sol, sont munies en arrière, comme nous l'avons vu, d'une soupente élastique qui sert à les amollir. C'est en effet dans cette partie que le cheval s'use le plus ordinairement. Le pied, première assise de l'édifice animal, est certainement une des parties les plus importantes à étudier au point de vue de l'histoire naturelle et de l'appréciation des formes extérieures du cheval. Et si nous disons en France : *Pas de pied, pas de cheval*, les Anglais, ces fins connaisseurs en tout ce qui concerne l'espèce chevaline, disent aussi : *No foot, no horse !*

ALLURES, APLOMBS, PROPORTIONS

Des Allures.

(Pl. 6).

Les allures sont les différents mouvements progressifs au moyen desquels le cheval se transporte d'un lieu à un autre, ou bien encore les différents modes de locomotion avec leurs particularités de succession et d'ensemble.

Les allures peuvent se diviser en allures *naturelles* et allures *artificielles*.

Les allures naturelles sont au nombre de trois : le *pas*, le *trot* et le *galop*.

Les allures artificielles sont des modifications aux allures naturelles. Ce sont celles que l'on fait prendre au cheval pour le rendre plus léger et plus agréable à manier ; en terme de manège on les appelle *airs* : ce sont le *piaffer*, la *galopade*, le *pas relevé*, le *traquenard*, l'*aubin*, le *reculer*, la *ruade* et le *saut*.

Nous ne nous occuperons que des allures dites naturelles, renvoyant pour les allures artificielles aux ouvrages relatifs à l'équitation.

Du Pas.

On comprendra facilement que sous le rapport des allures on ne peut pas établir une règle absolue. Où trouver en effet deux chevaux marchant absolument de la même façon? Le cheval de course, bâti comme il l'est, marche-t-il comme un autre ? Peut-on comparer son pas à celui du cheval de manège ? Non, et pour le pas il y a autant de différence entre ces deux animaux qu'il peut y en avoir entre le cheval de gros trait et le cheval de selle. Chacun a une spécialité qui l'oblige à prendre un pas particulier.

Dans le pas, les membres du bipède antérieur sont alternativement l'un à l'appui et l'autre au *soutien* [1]. Le gauche n'est pas plus tôt à terre que le droit se lève. Les membres

[1]. Le *soutien* est l'action de la jambe soulevée et portée en avant, en arrière et de côté.

se comportent de la même manière dans le bipède postérieur.

Il est indispensable que chaque bipède fasse à chaque pas
exactement autant de chemin que l'autre ; sinon l'allure
n'existerait plus au bout de quelques mètres.

L'allure a lieu *diagonalement* : ainsi un pied antérieur
droit et un postérieur gauche, un pied antérieur gauche et un
postérieur droit.

Du Trot.

Le trot se compose de deux périodes : l'*appui* et la *projec-
tion*. Le cheval entame cette allure par un bipède diagonal,
c'est-à-dire que les pieds opposés diagonalement se lè-
vent en même temps, se soutiennent et viennent ensemble
à l'appui pour résister et projeter ce bipède en avant,
tandis que les autres jambes libres, ayant gagné de l'espace
dans la direction, arrivent à leur tour sur le sol pour y supporter le corps et lui imprimer un nouveau mouvement.

Un cheval au trot montre à l'observateur placé derrière
lui les pieds diagonalement opposés se levant en même temps
et ayant au soutien des mouvements semblables, ce qui
s'accuse à l'œil par le parallélisme des deux fers qu'on voit
verticaux pendant tout ce parcours. Dans le trot, un cheval
bien conformé devrait, sur un terrain horizontal, placer le
pied de derrière sur la trace de celui de devant.

Il y a deux sortes de trots : le *petit trot* et le *grand trot*.
Dans le grand trot, le cou et la tête s'allongent, la queue se
détache de la croupe. Les Anglais appellent cette dernière
allure le *trot volant*.

Du Galop.

Le galop est la plus rapide de toutes les allures sautées.
C'est celle à l'exécution de laquelle les animaux emploient
un déploiement de forces plus grandes, plus contenues ;
aussi est-ce dans le galop que les chevaux, à l'état sauvage,
trouvent les moyens les plus prompts de fuir ou de chasser
l'ennemi.

Il y a trois sortes de galops : le *galop ordinaire*, le *galop
rassemblé* et le *galop de course*.

Dans le galop ordinaire on a trois temps, le cheval s'enlève des membres antérieurs et se projette en avant par la détente des jarrets ; les membres postérieurs s'engagent sous la masse.

Le cheval est dit galoper à droite, lorsque la jambe droite de devant laisse l'empreinte de sa foulée en avant de sa voisine de gauche. Si le contraire a lieu, le cheval est dit galoper à gauche.

La *course* se compose de bonds dans lesquels la succession des foulées sous la masse s'opère très rapidement et presque simultanément par paires. Plus la détente a été vigoureuse et plus le pas du galop de course s'allongera. Le terme usité de *ventre à terre* pour rendre le paroxysme du développement de cette allure exprime d'une façon très juste l'acte de détente quand les membres sont très allongés en sens inverse : car dans cette position le cheval est le plus près du sol. C'est une erreur de le représenter en l'isolant trop du terrain : ce serait l'éloigner du point de résistance vers lequel il tend à rebondir.

Des Aplombs.

(Pl. 7.)

Les aplombs forment une des questions les plus intéressantes à étudier au point de vue de l'extérieur du cheval. Suivant le *Dictionnaire*, l'aplomb est une ligne perpendiculaire à l'horizon. Mais dans l'étude extérieure des animaux, ce mot prend une signification plus large et moins absolue. On l'applique à la disposition d'ensemble des membres considérés comme colonnes de soutien et comme agents de la locomotion.

Il est rare de rencontrer un cheval placé naturellement de façon que ses quatre membres se trouvent également distants du centre de gravité. S'il est impossible d'établir des règles fixes pour les aplombs, on a certaines données qui permettent une appréciation suffisante. Ainsi un cheval en station, appuyant le pied bien à plat, doit avoir les canons verticaux.

Précisons les règles à l'aide desquelles on arrive d'une façon certaine à la détermination des aplombs réguliers, au point de vue de la solidité de la machine et de la parfaite exécution de ses mouvements.

Pour juger les aplombs d'un cheval on doit le faire placer, les quatre pieds formant les quatre coins d'un rectangle qui représente la base de sustentation. Dans cette position, le poids du corps est également réparti sur chaque bipède latéral; les membres antérieurs, plus particulièrement préposés au soutien, sont un peu plus chargés que les postérieurs, qui doivent être considérés plus spécialement comme agents de propulsion.

Les aplombs doivent être examinés de face et de profil dans chaque bipède antérieur et postérieur.

Le cheval étant de profil, la verticale qui touche la pointe de l'épaule doit rencontrer la terre sensiblement en avant de la pince du pied de devant. Il faut que la perpendiculaire au sol qui coupe le boulet par son milieu partage de la même façon le canon et le genou en s'arrêtant à la hauteur de la base du sternum, vers le tiers postérieur de l'avant-bras. Autrement, quand la direction des membres dévie des lignes déterminées, l'aplomb est défectueux, et chaque déviation prend un nom particulier ; dans ces derniers cas, le cheval est dit *campé sous lui* ou *brassicourt* ou *arqué*; *droit-jointé* ou *court-jointé* ; *bas-jointé* ou *court-jointé*.

Lorsque le cheval est de face, la verticale qui touche la pointe de l'épaule arrivant sur la pince doit diviser le pied en deux parties égales ainsi que le boulet, le canon, le genou. Autrement, le cheval est *serré du devant* ou *trop ouvert; panard* ou *cagneux; cambré* ou *genou de bœuf*.

Le membre postérieur, vu de profil, doit effleurer de la pointe du jarret la verticale tangente à la pointe de la fesse : celle-ci continue à longer le tendon jusqu'au fanon. Si la direction du canon est oblique en avant par rapport à cette ligne, le cheval est *sous lui*; si l'obliquité se dessine en arrière, il est *campé*.

Lorsque le membre postérieur est vu par derrière, la perpendiculaire au sol doit partager les talons en deux parties : le canon, le calcanéum, et toucher intérieurement la pointe de la fesse. Les particularités qui se présentent ici sont les mêmes que pour les membres antérieurs.

Des Proportions.

(Pl. 8).

Les proportions s'entendent des rapports réguliers de toutes les parties du cheval, qui en forment un tout homogène, bien harmonisé, qui plaît à la vue. Cette définition implique que la beauté accompagne toujours la régularité des proportions et qu'elle en est en quelque sorte l'expression.

C'est surtout quand on s'adresse aux artistes qu'il faut énoncer les principes pouvant fixer leur mémoire par une description des relations d'ensemble entre toutes les parties qui composent l'animal. Il faut limiter chaque région d'un contour apparent et tâcher d'indiquer le plus approximativement le rapport qui existe entre elles.

Rappelons-nous cependant qu'il n'y a rien d'absolu dans la nature, et que le mot proportion doit être pris dans un sens relatif. Une mensuration n'est jamais applicable d'une façon stricte, pas plus qu'un mouvement parfaitement régulier ne se reproduit d'une façon suivie. Vouloir donner des mesures partielles des diverses parties du corps du cheval, assigner à telle ou telle région une grandeur ou demi-grandeur de nez sont des règles et des opérations incompatibles avec l'art; cependant des principes généraux et simples sont possibles.

Les observations que nous présentons ne peuvent reposer que sur des désignations relatives à la couche musculaire, sur laquelle se moule et s'anime la peau de l'animal. Pour acquérir la justesse du coup d'œil si nécessaire à l'artiste dans l'étude difficile des animaux, il faut voir et comparer. C'est de l'expérience confirmant la théorie que l'artiste tirera utilité d'un enseignement comme extérieur du cheval, en s'attachant surtout à ce qui dénote une bonne conformation, la force et l'aptitude aux différentes allures.

La tête du cheval sert d'unité comparative.

Un cheval bien proportionné est aussi long que haut : la longueur est prise de la pointe de l'épaule à celle des fesses, et sa hauteur du sommet du garrot à la terre. Longueur et largeur représentent deux fois et demie la tête. Il en est très fréquemment de même pour la hauteur du sommet de la croupe à terre.

La longueur de la tête se retrouve à peu prés exactement du dos au ventre; du sommet du garrot à la pointe de l'épaule; du pli supérieur du grasset à la pointe du jarret; de celle-ci à terre; de la partie postérieure des muscles de l'épaule à la hanche; du sternum au boulet.

La longueur de la croupe de la pointe de la hanche à celle de la fesse est toujours moindre que celle de la tête, de 8 ou 10 centimètres; la largeur de la croupe d'une hanche à l'autre ne dépasse pas souvent sa longueur.

Le peintre, une fois averti, prendra sous sa responsabilité d'augmenter telle ou telle partie qu'il croira devoir forcer pour donner plus de cachet à sa composition.

Nous venons de donner les principes qui règlent d'une façon relative les proportions à garder pour l'artiste. Nous l'avons déjà dit, il n'y a pas de règle absolue, surtout pour le cheval, qui depuis de nombreuses années déjà n'est plus ce qu'il était auparavant, et a perdu, par le croisement et la multiplicité des races, les nobles qualités qu'il avait autrefois.

Pour soutenir ce que nous avançons, prenons pour exemple le cheval de selle anglais, d'autant plus qu'il est d'origine arabe. Le *hunter* anglais, dans lequel les qualités du cheval de chasse se révélaient si hautes qu'il acquit bientôt une réputation européenne, possédait toutes les éminentes qualités qu'on recherche dans un cheval énergique, solide et résistant; il réunissait la légèreté des chevaux de sang originaires des pays chauds à la force des anciennes races européennes.

Aujourd'hui les choses ont bien changé. Par suite du croisement non interrompu et trop prolongé avec les chevaux de course, par suite aussi du mode d'élevage, le *hunter* en est arrivé à présenter un type tout moderne, tout nouveau et, sous bien des rapports, bien inférieur à l'ancien.

Il a toujours la vitesse, qui a même été augmentée, mais les formes n'offrent plus leur ancien ensemble harmonieux; on les a sacrifiées en grandissant l'animal et en rompant l'harmonie de sa structure; on l'a rendu plus svelte et plus léger, mais aussi plus délicat et moins solide, et ce qu'on peut lui reprocher surtout, c'est le manque d'étoffe et de résistance. Aussi n'est-ce pas ce cheval efilanqué et pour ainsi dire bossu qu'on pourrait se proposer de donner comme type de reproducteur, amenant avec lui toutes les tares provenant d'une vieillesse prématurée, résultat d'un travail excessif et précoce. Bannir le cheval de course comme reproducteur destiné à devenir en France le régénérateur de nos races indigènes serait un bienfait pour l'amélioration de la race : car il ne pourrait que doter ses produits de défauts inhérents à sa conformation grêle et décousue. Ce cheval, si remarquable il y a quelques années, n'est plus que le représentant d'une race dégénérée.

Quant à donner des règles très positives sur les détails de l'action musculaire, nous devons dire que le mouvement seul, étudié sur la nature, peut en donner une idée juste, mais que la production de tout acte, soit de mouvement, soit de station, résultant d'efforts musculaires, dépend constamment du jeu harmonique des membres et du rachis.

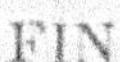

FIN

TABLE DES MATIÈRES

OSTÉOLOGIE

DE LA TÊTE

Crâne :

Face :

DU TRONC

De la Colonne vertébrale :

Poitrine :

DES EXTRÉMITÉS OU MEMBRES

Membres antérieurs :

Membres postérieurs :

MYOLOGIE

DE LA TÊTE

Crâne :

Face :

DU TRONC

1ᵉ *Région de l'encolure :*

Imp. de la Soc. de Typ.-NOIZETTE, 8, r. Campagne-Première. Paris.

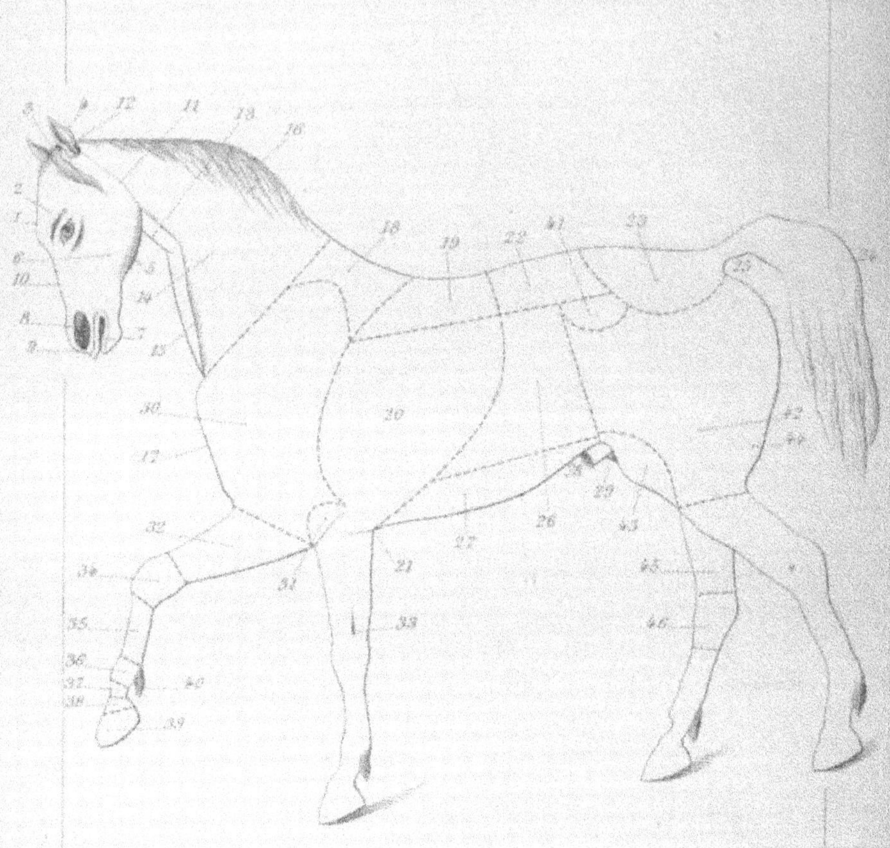

RÉGIONS EXTÉRIEURES DU CHEVAL.

1 Front. 2 Sallière 3 Toupet 4 Oreilles 5 Ganaches 6 Joues 7 Lèvres 8 Naseaux
9 Bout du nez 10 Chanfrein 11 Orbites 12 Nuque 13 Gorge 14 Encolure
15 Passage de la jugulaire 16 Crinière 17 Poitrail 18 Garrot 19 Dos 20 Côtes
21 Passage des sangles 22 Reins 23 Croupe 24 Queue 25 Anus 26 Flancs 27 Ventre
28 Fourreau 29 Testicules 30 Épaule et bras 31 Coude 32 Avant bras 33 Châtaigne
34 Genou 35 Canon 36 Boulet 37 Paturon 38 Couronne 39 Pied ou sabot 40 Ergot et
fanon 41 Hanche 42 Cuisse 43 Grasset 44 Jarret 45 Jambe 46 Larmier.

E. Morieu Sc.
Imp. E. Bourget

OSTÉOLOGIE.

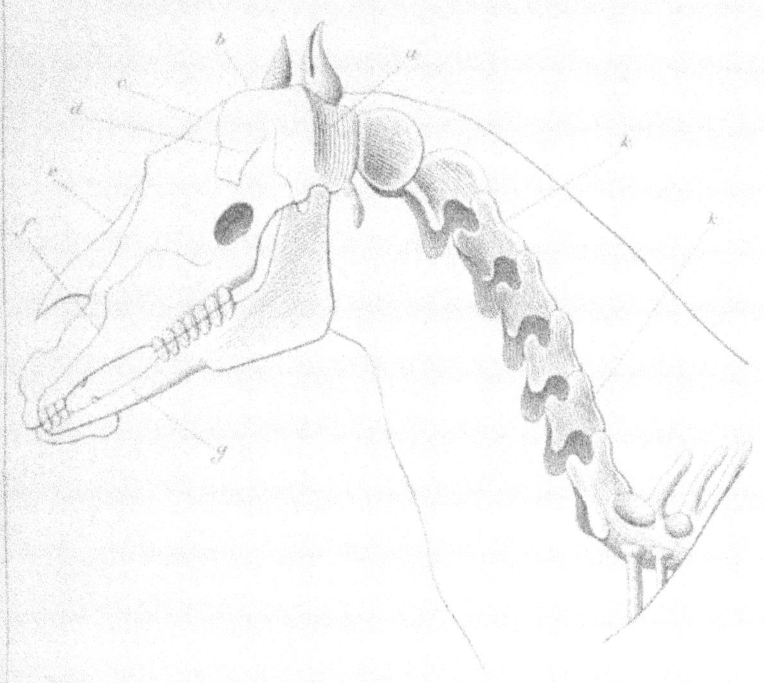

Tête et vertèbres cervicales

a Occipital   b Pariétal   c Frontal   d Temporal   e Chanfrein

f Grand sur-maxillaire   et Petit sur-maxillaire   g Maxillaire inférieur

h Vertèbres cervicales

OSTÉOLOGIE.

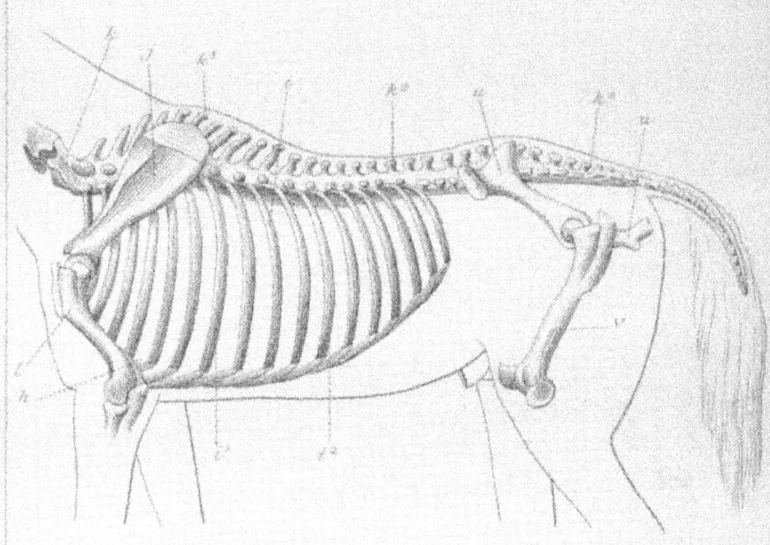

Colonne vertébrale et Poitrine.

k Dernière vertèbre cervicale   k¹ Vertèbres dorsales   k² Vertèbres lombaires

k³ Croupe   i Côtes   j Omoplate   l Humérus   h Sternum

i¹ Côtes sternales   i² Côtes asternales   a Os sacrum   v Fémur

OSTÉOLOGIE

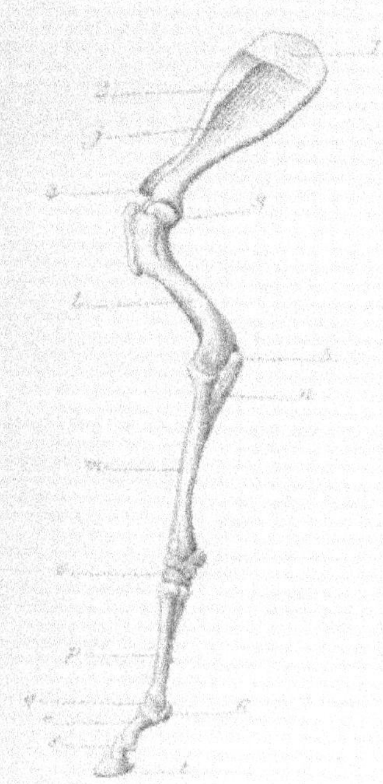

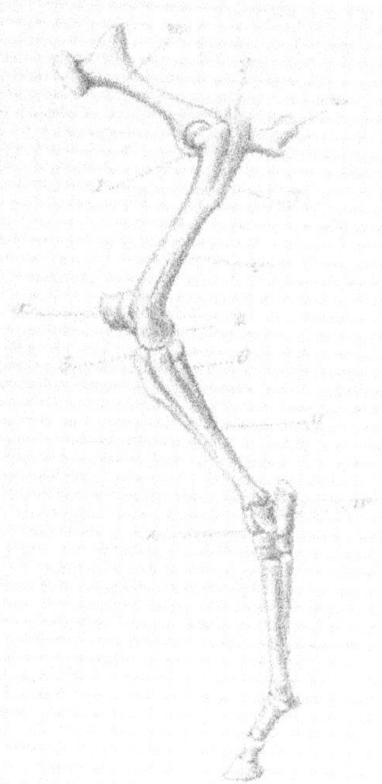

Membre supérieur

1 Omoplate   4 Cartilage de l'omoplate
2 Acromion   5 Cavité glénoïde de l'omoplate
3 Éminence coracoïde   6 Humérus
7 Olécrâne   m Radius   n Cubitus
o Os surnuméraire   p Canon   q Articulation
du boulet   8 Grand sésamoïde   r Paturon
s Couronne   t Os du pied

Membre inférieur

a Os coxal   b Cavité cotyloïde   c Grand
trochanter   d Petit trochanter   e Fémur
f Condyles du fémur   n Rotule   o Tibia
h Tubérosité latérale du tibia   p Péroné
q Astragale   r Calcanéum

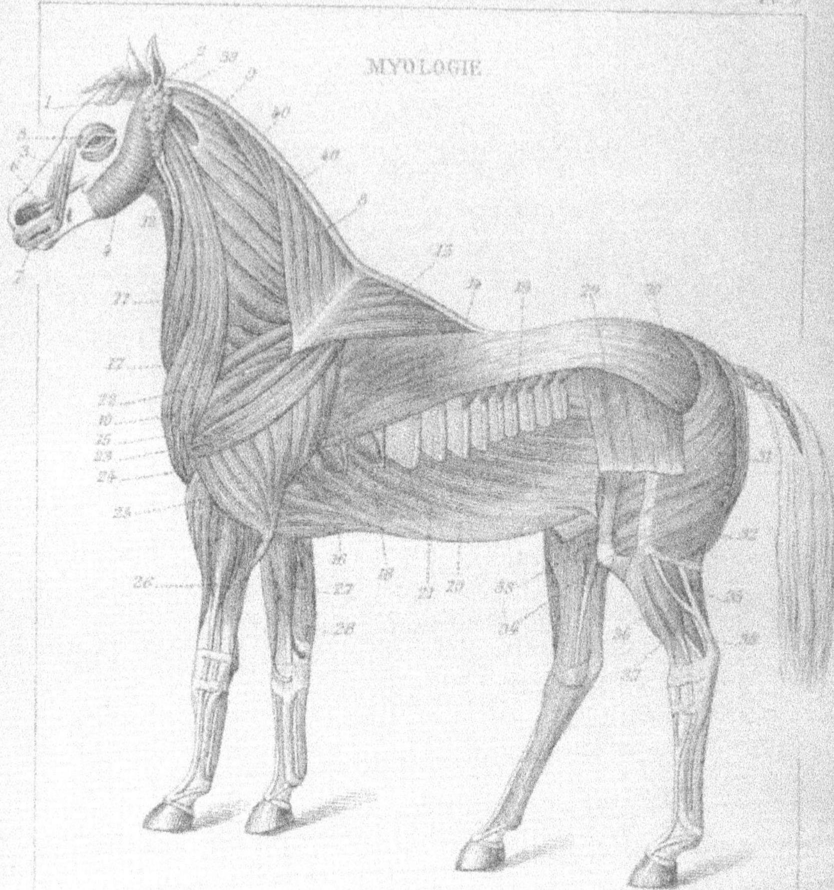

Muscles de la couche superficielle chez le cheval.

1 Temporal. 2 Muscles de l'oreille. 3 Sous-cutané de la face. 4 Masséter. 5 Orbiculaire des paupières. 6 Muscles du nez. 7 Orbiculaire des lèvres. 8 Trapèze cervical. 9 Splénius. 10 Mastoïdo-huméral. 11 Sterno-maxillaire. 12 Omoplat-hyoïdien. 13 Trapèze dorsal. 14 Grand dorsal. 15 Sterno-huméral. 16 Grand pectoral. 17 Petit pectoral. 18 Grand dentelé. 19 Petit dentelé. 20 Grand oblique. 21 Muscles intercostaux. 22 Sur-épineux. 23 Sous-épineux. 24 Court fléchisseur de l'avant-bras. 25 Court extenseur de l'avant-bras. 26 Extenseur antérieur des phalanges. 27 Extenseur latéral des phalanges. 28 Fléchisseur externe du métacarpe. 29 Fléchisseur interne. 30 Moyen fessier. 31 Long vaste. 32 Premier fessier. 33 Droit antérieur. 34 Vaste externe. 35 Jumeaux. 36 Extenseur antérieur des phalanges. 37 Extenseur latéral des phalanges. 38 Fléchisseur profond des phalanges. 39 Parotide. 40 Ligament cervical.

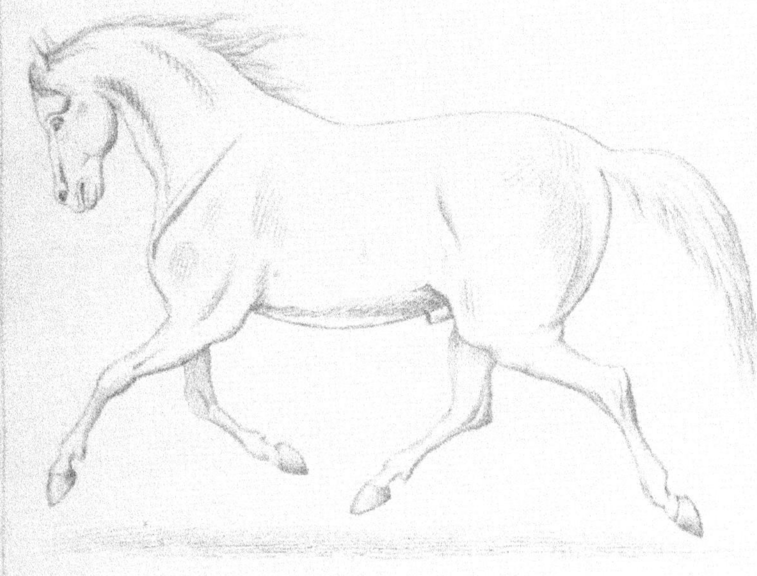

Trot.

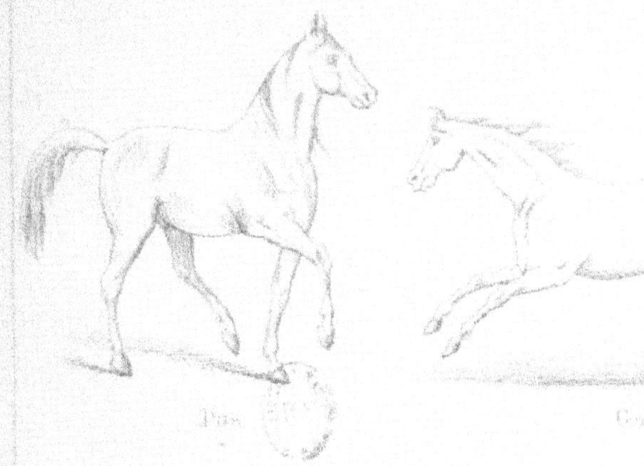

Pas.   Galop.

APLOMBS RÉGULIERS.

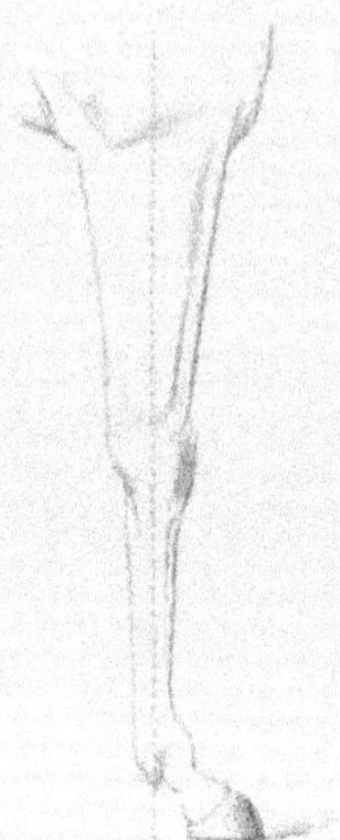

Membre antérieur
vu de profil.

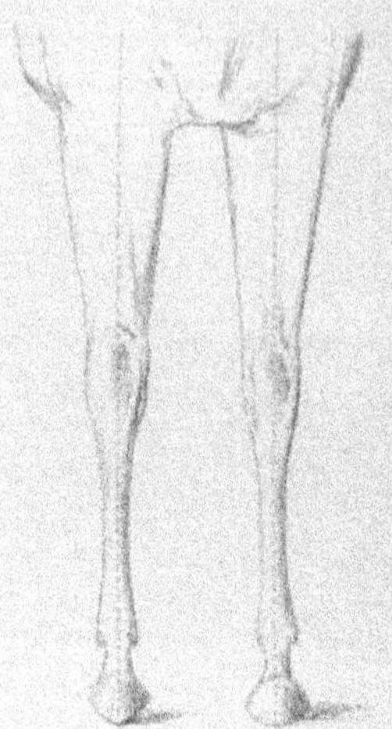

Bipède antérieur
vu de profil.

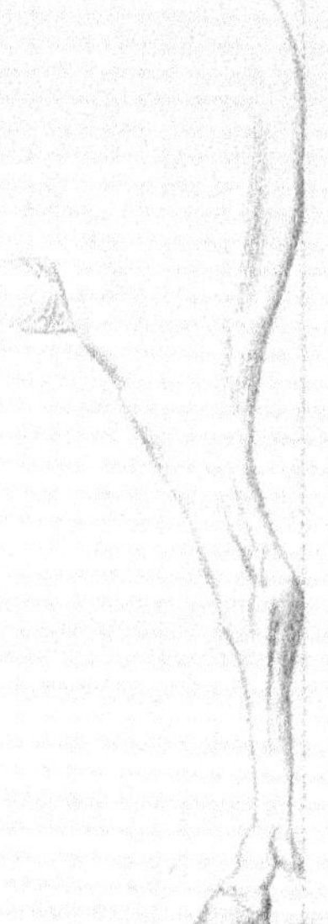

Membre postérieur
vu de profil.

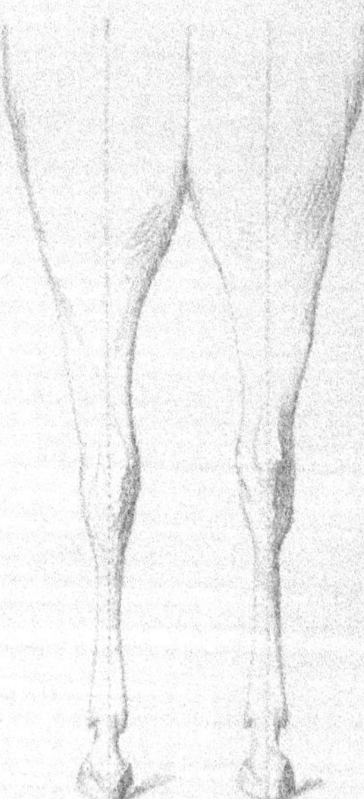

Bipède postérieur
vu par derrière.

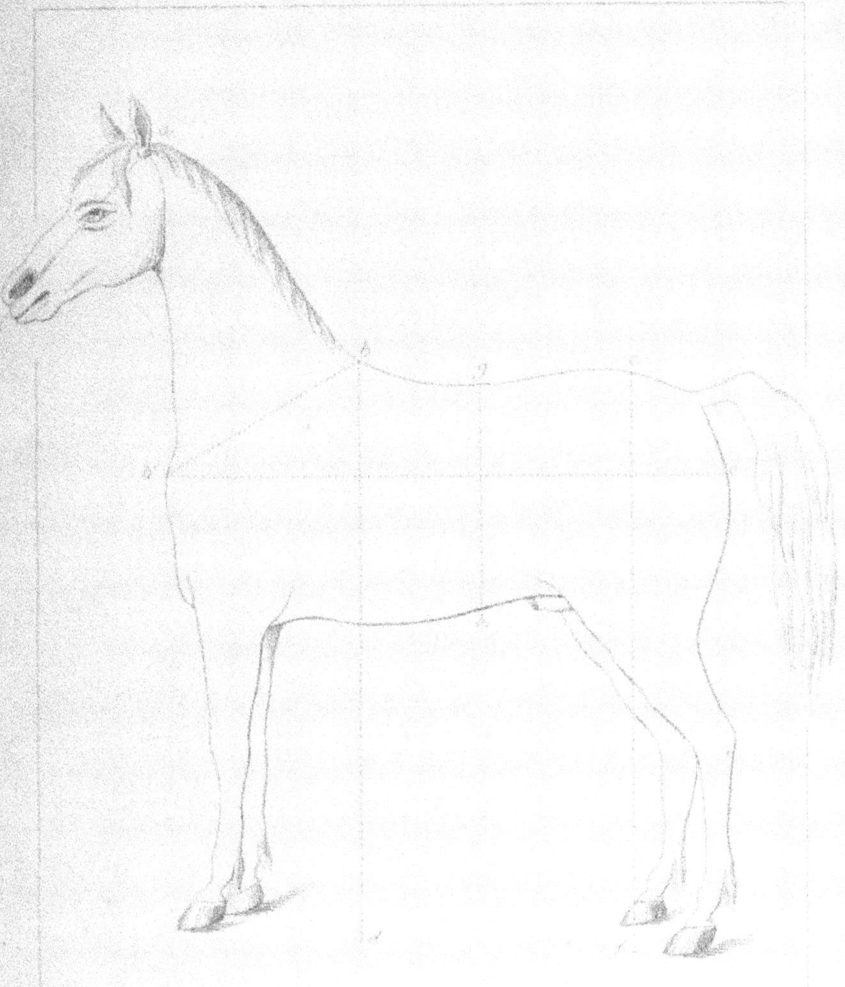

PROPORTIONS DU CHEVAL.
a a' Longueur de tête   b b' Du garrot à la pointe de l'épaule
g b Flanc au ventre   b e De la pointe de l'épaule à celle des fesses
h d La cornure du garret à terre   e f Du garrot de la croupe à terre